AF324513

DE
LA RAGE

Par M. BOUCHET

Membre de la Société Protectrice des Animaux

Prix : 25 Centimes

HAVRE

IMPRIMERIE DU COMMERCE, L. ÉCHÉGUT, 3, RUE DE LA BOURSE

1882

DE LA RAGE

Si la terreur du mal rabien a persisté jusqu'à nos jours c'est que pendant plus de dix siècles les couvents ont fait avec cette maladie un lucre considérable ?

Ils vendaient à prix d'or des indulgences, des médailles, des eaux miraculeuses, etc., etc., comme antidote à la rage,

Aujourd'hui que la science, grâce à la liberté, commence réellement à écraser les préjugés, à relever le moral, à éclairer le monde, le jour viendra où l'on poursuivra devant un tribunal ceux qui, pour effrayer ou exploiter les personnes timorées, crieront aux chiens enragés, car maintenant, grâce à l'instruction laïque et obligatoire, l'on a plus le droit d'être ignorant.

Depuis quelques jours tous les journaux ont pris à tâche de ne parler que de chiens enragés.

La publication de ces articles, loin de rassurer, fait naître dans le peuple une frayeur qui n'est pas justifiée, et il peut s'en suivre que la simple morsure d'un chien inoffensif fasse naître, chez certaines personnes, de très graves désordres.

Mais le public doit se rassurer car, sur cent chiens tués pour être hydrophobes il ne s'en rencontre qu'un ou deux cas, et encore ne sont-ils pas bien déterminés.

* *

En Turquie où les chiens sont très nombreux et errants, cette maladie est complètement inconnue et sur les confins du désert du Sahara, où la chaleur est excessive et où les chiens sont presque à l'état sauvage, on n'en parle jamais.

* *

En France, sont tués sous la dénomination de chiens enragés :

1º Les chiens qui ont perdu leur maître et qui en le cherchant montre une certaine inquiétude.

2º Les chiens pris subitement de fièvres chaudes.

3º Les chiens torturés par le ténia.

Les symptômes du mal rabique sont très apparents : Dix jours avant que la fièvre ne se déclare, l'animal est pris d'une grande tristesse ; par moments, ses flancs battent avec force; plus tard, il cherche les endroits les plus sombres et, à partir de cet instant, il pousse de temps en temps des cris plaintifs entrecoupés de hurlements, et cependant, dans quelques cas, il conserve un mutisme complet.

* *

Dans la première période de la maladie, présentez-lui à boire . il s'approche du vase, il lape avidement le liquide, il l'avale ; mais lorsque la contraction de sa gorge rend l'absorption impossible, il n'en essaie pas moins de boire, et alors ses lapements sont d'autant plus répétés et prolongés qu'ils demeurent inefficaces. Parfois il plonge le museau tout entier dans le vase et on le voit mordre l'eau, qu'il pompe inutilement, et à laquelle il ne peut faire passer le détroit du gosier autant il est resserré.

*
* *

Dans la deuxième période ses yeux s'injectent de sang, la prunelle se dilatte, sa vue devient douteuse et les objets tranparents lui causent la plus grande frayeur.

Présentez-lui encore de l'eau, il tremble, il chancelle, il lui semble qu'il a devant lui un immense vide dans lequel il va tomber.

Alors il est pris de frayeur, il cherche à fuir, et s'il est retenu par un lien quelconque, il ferme ses paupières, s'affaisse insensiblement et devient immobile.

Un beau matin, sans bruit, il quitte la maison de ses maîtres, il visite avec la plus grande tristesse tous ces endroits favoris et il s'éloigne pour toujours.

*
* *

Dans sa course folle et fiêvreuse il suit généralement les routes ombragées et parfois il se roule dans les fossés qu ont conservé un peu d'humidité.

Si quelque chose se trouve sur son passage et semble lui présenter un obstacle, il se précipite sur l'objet, le mord sans laisser percer le plus petit grognement, et immédiatement il reprend sa marche avec la même vitesse et la même allure.

De temps en temps il cherche à avaler des pierres, du

fer, enfin tout ce qui n'est pas ses aliments ordinaires et, à chaque fois qu'un de ces corps durs peut passer, il éprouve un certain soulagement.

Par moment il tombe pris de convulsions, son arrière-train se paralyse et ces accès sont presque toujours le prélude de la mort.

*\
* *

Généralement un chien enragé n'est à craindre pour les autres animaux qu'à partir du moment où sa bave s'empoisonne par suite de l'absorption de corps étrangers.

Dans le peuple on s'imagine que les cas de rage ne se présentent qu'au moment des grandes chaleurs. C'est une grande erreur : c'est l'hiver qu'il y en a plus — et on en signale très rarement.

Voici une statistique basée sur 3,000 chiens et emprunté au grand dictionnaire de Dechambre :

Hiver	Printemps	Eté	Automne
855	625	688	832

Dans les pays où il existe des voiries inaccessibles aux animaux, dans les endroits où les eaux des boucheries ne s'écoulent pas sur la voie publique, dans les villes où la la police empêche de déposer dans les rues des animaux crevés, les cas hydrophobiques sont excessivement rares.

De là, je tire cet argument : que la rage chez le chien provient primitivement de l'absorption de viandes putrifiées*.

---

* Même au Havre on voit à la morgue l'eau qui passe sur les cadavres circuler sur la voie publique et les chiens viennent se désaltérer dans ce liquide infect.

Que ces animaux dévorent avec avidité parce que leurs maîtres ne les nourrissent pas et les envoient vivre sur les fumiers.

J'ai vu des chiens après s'être repus sur un bœuf mort d'une maladie contagieuse, être pris spontanément d'accès de rage et six jours après en mourir.

*
* *

Ambroise Paré, le grand chirurgien, conseillait à Charles IX et au grand veneur Jacques Du Fouilloux de ne pas museler les chiens : « parce que pour ces pauvres bêtes, « c'était combattre les mouvements naturels et cela provo- « quait des fièvres violentes. » Et il disait encore :
« Les animaux connaissent remèdes à tous leurs maux et « si je veux connaître une bonne plante je marche avec « bestiaux et chiens. »

*
* *

Tous les animaux comme les loups, les renards, les chats et les rats qui lapent pour boire ont la rage à l'état latent.

Quelques fois dans les campagnes on vous signale un loup enragé faisant des ravages considérables.

Si on ne parvient pas à le tuer, il arrive qu'au bout de quelques jours il a complètement disparu et on n'en trouve plus de trace.

Si la maladie de la rage l'avait fait réellement mourir, il est probable que l'on découvrirait son cadavre quelque part.

Mais bien au contraire cet animal n'est pas mort, il a trouvé la véritable plante qui devait le guérir.

En 1874, j'étais à chasser dans un village de la Bretagne, quelques paysans vinrent me prévenir que dans un champ il y avait un chien enragé et qu'il avait mordu quelques moutons.

Immédiatement je me rends à l'endroit désigné, et dans un fossé, j'aperçois une chienne blanche et jaune qui dévorait avec colère et avidité une plante que l'on nomme la SCRAFULAIRE AQUATIQUE. Je la laissai faire, et une demi-heure après elle s'en alla sous bois.

A sa marche chancelante, à la bave qui coulait en abondance et à la faiblesse de son arrière-train, il était facile de reconnaître que cette pauvre bête avait la fièvre rabienne à l'état aiguë.

Vingt jours après, je partis encore pour la chasse, mais dans une autre direction, et à peine étais-je arrivé à un hameau, que le premier chien que je vis à la porte d'une ferme, c'était ma chienne enragée; elle était occupée à manger des pommes de terre, et un tout petit enfant la caressait.

Surpris de cette circonstance je me mis à questionner le propriétaire qui m'affirma que son animal avait disparu pendant quinze jours, qu'il avait suivi sans doute un chasseur et, comme la chienne était blessée, il supposa que l'on avait tiré dessus pour la renvoyer.

Je me gardais bien de lui faire connaître la vérité, il faut toujours être très réservé avec les gens des campagnes dans la crainte de réveiller chez eux les vieux préjugés.

*
* *

La *Scrafulaire aquatique* est une plante très commune on la trouve partout.

A la pousse et à la chute des feuilles j'en verse quelques infusions dans la soupe de mes chiens et jamais je n'ai rencontré chez eux les plus petits symptômes d'affection rabienne.

Si, aux yeux de quelques spécialistes, cette plante ne guéri pas de la rage ils ne peuvent pas nier qu'en l'employant comme je l'indique elle ne prévient pas le mal.

Maintenant, voici ce qu'enseignaient, écrivaient et publiaient les savants qui ont fait époque dans ma jeunesse.

Chez l'homme mordu l'hydrophobie est-elle le résultat de l'inoculation du virus rabique ou de la terreur ?

Le docteur Bellenger a publié en 1852 des lettres très savantes sur la rage humaine. — Voici ce qu'il dit dans un passage :

« Quand le gouvernement voudra s'occuper sérieusement
« de cette question, je me fais fort de prouver préremptoire-
« ment, *que le virus rabique est la plus avérée des chimères*
« J'ai mille faits devant moi qui établissent cette démons-
« tration sans replique plausible possible. C'est avec des
« expériences publiques, faites dans nos trois écoles vétéri-
« naires, que je porterais la conviction dans les esprits les
« plus prévenus, et, c'est à l'aide de ces expériences que l'on
« parviendra á rayer la rage humaine de nos cadres nozolo-
« giques. »

Le docteur J. Simon dans ses considérations médico-physiologiques sur la nature et le traitement de la rage parle en ces termes; page 36 : « Tout porte à regarder
« comme supposée, comme purement imaginaire, l'existence
« de ce qu'on nomme le virus rabien,» page 38 : «au reste,
« nous l'avons démontré : le virus de la rage est une chi-
« mère.»

En 1829 le professeur Flamant, de Strasbourg, soutient publiquement à deux de ses collègues Caillot et Lobstein, que le virus de la rage est une chimère modèle et qu'il ne se ferait pas cautériser s'il était mordu par un chien enragé,

En 1835, le grand professeur Velpeau publie un cas de rage humaine survenu à la suite de la morsure d'un chien qui n'était pas enragé.

Le fameux docteur Hermann Strahl signale, dans son journal, qu'un aubergiste meurt de la rage la mieux caractérisée cinq semaines après avoir été mordu par un chien parfaitement sain, qu'il dressait pour la chasse.

Les docteurs Rush, de Philadelphie, et Percival, chirurgien anglais, ont émis la même opinion sur le poison rabifère.

Si dans la rage il y avait réellement un virus, cette maladie pourrait, par la morsure, se communiquer de l'homme à l'homme.

Jamais malgré les grandes expériences des docteurs Caillard, Boisseau, A. Bérard, Denonvilliers, etc., etc., un cas semblable ne s'est présenté.

* *

Il y a deux sortes de rage : La rage *spontanée* et la rage dite *traumatique* ou communiquée.

Entre les symptômes de ces deux rages, il n'existe pas de différence, toutes les deux ont la même terminaison, prompte et funeste d'où il faut conclure que le virus rabique n'est que problématique, et que la terreur suffit au développement de la rage humaine.

Car, point de rage spontanée sans terreur, et si dans un seul cas la terreur suffit au développement de cette affection je ne vois pas la nécessité du virus rabique.

Bien des médecins sont les adversaires de cette opinion, et refusent formellement d'accepter la manière de voir des grands savants que je viens de citer.

Oui, la rage humaine semble bien être le résultat d'une imagination frappée et les faits suivants le prouve :

* *

Le grand Frédéric ayant appris qu'un paysan Silésien avait un remède anti-rabique, le fit demander et lui paya sa recette 10,000 livres. Voici cette fameuse recette : « *Prenez du miel, de la fiente de chien et surtout du poil de chien enragé qui a mordu, faites bouillir le tout dans de l'huile et du beurre et ensuite appliquez sur la plaie cette pommade et le mal disparaîtra,*

Il faut être imbécile ou idiot pour croire que ce remède doit guérir, si le virus rabique existe réellement,

Cependant, parce que le Roi avait fait publier cette recette, la confiance était telle que tout le monde guérissait,

* *

Actuellement, dans l'Anjou, lorsqu'une personne a été mordue, on l'envoie prendre des bains de mer, et cela suffit.

* *

Mais voici le plus beau. Il existe encore dans les Deux-Sèvres une famille de Maurrivet ; elle possède, depuis plusieurs siècles, la propriété d'un remède contre la rage.

Chaque année, des personnes mordues se présentent au château de Maurrivet, et toutes retournent chez elles l'esprit parfaitement tranquille et l'on ne se rappelle pas qu'une personne soignée par les Maurrivet ait été prise du mal rabien.

Cette recette a été employée à Paris mais comme on ne connaissait pas sa réputation séculaire *elle n'a produit aucun effet.*

*
* *

Toutes les mesures prises jusqu'à ce jour pour arrêter les cas hydrophobiques n'ont fait qu'augmenter la frayeur parmi les populations imbues de préjugés.

Si l'on ajoutait beaucoup moins d'importance à ce mal, si l'on prenait beaucoup plus de mesures de salubrité.

Si, loin de tuer ou de faire tuer les chiens mordus, on les faisait traiter et soigner, on finirait par voir que la rage ne se déclare pas chez tous.

D'un autre coté, en étudiant bien les ouvrages des savants qni ont travaillé d'une manière toute spéciale le mal Rabien, on comprendra que la *frayeur et la terreur*, sont les premiers agents de la rage humaine.

Ce qui fait encore le plus de mal, c'est que pour quelques cas de rage isolés et très espacés ont fait beaucoup trop de charlatanisme ; tandis que pour les autres maladies qui ravagent l'humanité par milliers de victimes par jour, on en parle pas.

Imprimerie du Commerce, L. ÉCHÉGUT, ad.-dir., 3, rue de la Bourse. — 3776